AF376092

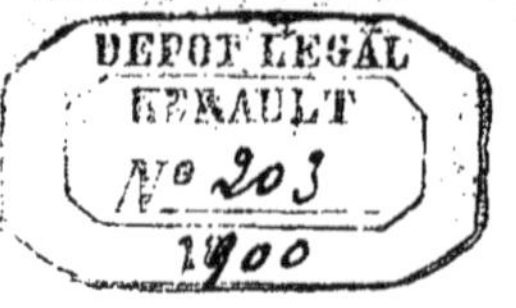

Docteur P. ARNAUD

LA NIRVANINE

ET SES APPLICATIONS

EN CHIRURGIE

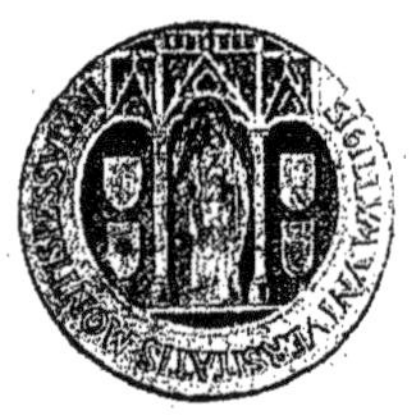

IMPRIMERIE CENTRALE DU MIDI (HAMELIN FRÈRES)
MONTPELLIER.

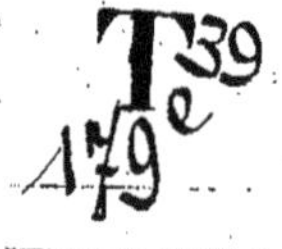

LA NIRVANINE

ET SES APPLICATIONS

EN CHIRURGIE

LA NIRVANINE

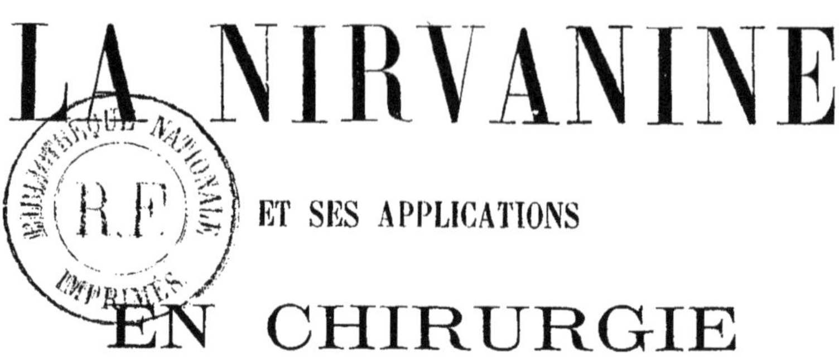

ET SES APPLICATIONS

EN CHIRURGIE

PAR

Le Docteur P. ARNAUD

EX-INTERNE DES HÔPITAUX DE TUNIS

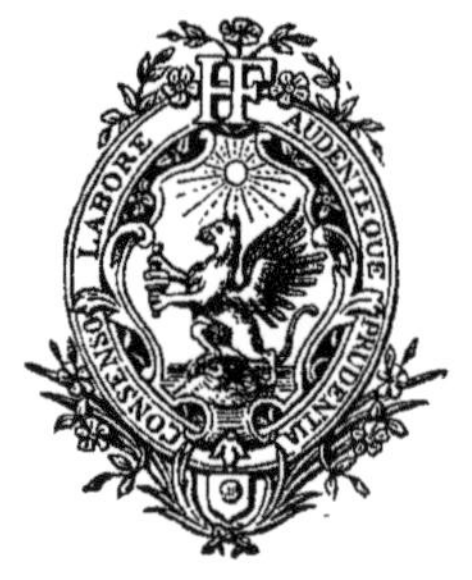

MONTPELLIER

IMPRIMERIE CENTRALE DU MIDI

(HAMELIN FRÈRES)

—

1900

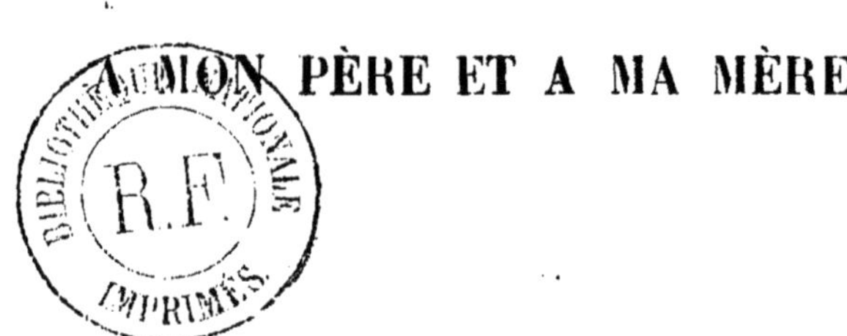

A MON PÈRE ET A MA MÈRE

P. ARNAUD.

A MA FAMILLE ET A MES AMIS

P. ARNAUD,

A MES MAITRES

DE LYON, DE MONTPELLIER

ET DE TUNIS

P. ARNAUD.

MEIS ET AMICIS

P ARNAUD.

En arrivant au terme de nos études médicales, nous sommes heureux de pouvoir adresser ici les plus vifs témoignages de reconnaissance à tous ceux qui nous ont aidé et soutenu durant notre vie d'étudiant.

Nous avons d'abord à adresser nos humbles remerciements à une des gloires de la chirurgie française : c'est, en effet, dans le service de M. le docteur Ollier que nous avons commencé nos études médicales ; nous n'oublierons jamais les bontés qu'il a eues pour nous, et, ainsi que tous ceux qui l'ont approché, nous sommes heureux d'avoir connu : le *savant* qui nous a guidé dans nos études, et l'*homme* au cœur si grand, si généreux, estimé et aimé de tous. Son service était pour lui comme une seconde famille ; et il était noblement secondé dans son rôle par M. le docteur Martel, alors son chef de clinique, auquel nous devons adresser aussi tous nos remerciements pour les témoignages d'amitié qu'il nous a toujours prodigués.

Nous avons à exprimer toute notre reconnaissance aux Maîtres avec lesquels nous nous sommes trouvé à Tunis : à M. le professeur agrégé Braquehaye qui nous a inspiré ce modeste travail, à MM. les docteurs Schoull, Lémansky et Brüch, qui ont toujours été pour nous des amis plutôt que des chefs.

Nous remercions M. le professeur Tédenat de nous avoir fait l'honneur d'accepter la présidence de notre thèse ; comme auprès de son ancien maître M. le professeur Ollier, nous avons trouvé chez lui toute la bienveillance possible ; enfin tous nos remerciements aussi à MM. les docteurs Estor, Lapeyre, de Rouville, Vallois et Ducamp, pour l'amabilité qu'ils ont toujours eue à notre égard.

En terminant, nous tenons à donner ici un témoignage de sincère amitié à M. Wiehn qui, durant notre internat à Tunis, a toujours été pour nous un collègue et ami des plus dévoués, et nous lui souhaitons, dans sa carrière, tous les succès qui lui sont dus pour son travail et son dévouement.

Un souvenir aussi de cordiale sympathie à tous nos autres collègues d'internat, et nos remerciements aux internes de Montpellier pour leur cordiale réception.

LA NIRVANINE

ET SES APPLICATIONS

EN CHIRURGIE

CHAPITRE PREMIER

HISTORIQUE

Jusqu'ici les anesthésiques locaux n'avaient pas donné les résultats que l'on en attendait. Les mélanges réfrigérants, l'éther, le chloréthyle, etc... produisent une insensibilité peu profonde et d'une durée trop courte pour pouvoir être employés en dehors de certaines opérations rapides.

Les alcaloïdes auxquels on s'était adressé pour l'anesthésie locale ont l'inconvénient d'être des produits toxiques.

La cocaïne (chlorhydrate de), qui a été le plus employé de tous, soit en solutions aqueuses, soit en solutions huileuses, et qui a donné de très bons résultats entre les mains de Reclus, n'en est pas moins un corps très dangereux et qui a produit, même à faible dose, des phénomènes d'intoxication très graves, sans que l'on ait pu s'expliquer l'intolérance de certaines personnes pour ce produit.

Il fallait donc chercher un corps à toxicité moindre, ayant des propriétés antiseptiques et capable d'être stérilisé, sans perdre son pouvoir analgésique.

Les propriétés anesthésiques de l'orthoforme (éther méthylique de l'acide paramido-métaoxibenzoïque $= C^8H^{10}O^3Az$) firent diriger les recherches du professeur Einhorn et du docteur Heinz (de Munich) sur ce corps et ses dérivés.

Le chlorhydrate d'orthoforme fut préféré tout d'abord à celui-ci, à cause de sa plus grande solubilité dans l'eau.

L'orthoforme n'étant soluble qu'à la proportion de 1 pour 200, tandis que le chlorydaate est soluble à la proportion de 5 pour 100.

Mais cette combinaison, par suite de la présence de l'acide chlorydrique, est légèrement toxique et irrite les muqueuses.

De nombreux cas d'érythème par l'emploi de l'orthoforme et de son chlorydrate ont, d'ailleurs, été relatés, et nous avons pu en observer un nous-même dans le service du docteur Braquehaye à l'hôpital civil français de Tunis ; ce cas a fait l'objet d'une observation très intéressante communiquée par notre ami Wiehn, interne de service, dans le bulletin médical de l'hôpital.

L'injection du chlorydrate d'orthoforme produisait souvent une sensation de brûlure et quelquefois même des eschares, ce qui le fit rejeter définitivement de la pratique.

En 1898, Einhorn et Heinz présentèrent (*Münchener medical Wochenschrift, n° 49*) un dérivé de l'orthoforme, auquel ils donnèrent le nom de *nirvanine* et qui est un *éther méthylique de l'acide diethylylycocolle-amidooxybenzoïque*.

C'est ce corps que nous nous proposons d'étudier :

1° Dans sa composition ;

2° Dans ses différents modes d'emploi ;

3° Au point de vue de ses avantages et de ses inconvénients.

Nous donnerons enfin les observations que nous avons rassemblées dans le service du docteur Braquehaye, professeur agrégé de la Faculté de Bordeaux, chirurgien en chef de l'hôpital civil français de Tunis, ainsi que les résultats obtenus.

CHAPITRE II

NIRVANINE — CHIMIE — PHYSIOLOGIE

C'est au docteur Luxembürger, assistant à la polyclinique de Munich, que l'on doit les premières expérimentations cliniques de la nirvanine.

Luxembürger a débuté par s'injecter dans la peau de l'avant-bras et de la jambe des solutions de nirvanine à des degrés de concentration différents, d'après le procédé de Schleich.

Les solutions étaient faites, soit dans l'eau distillée, soit dans la solution chlorurée sodique physiologique. En dehors de la piqûre elle-même ces essais ne furent jamais douloureux, même avec des solutions concentrées, à condition toutefois de procéder à *l'infiltration lente*.

L'analgésie ne croît pas proportionnellement avec le degré de concentration du liquide. Voici le tableau donné par Luxembürger.

A 0,10 pour 100 l'anesthésie dure......		5 minutes	
A 0,12 —	—	 7	—
A 0,25 —	—	 14	—
A 0,50 —	—	 18	—
A 1 —	—	 20	—
A 2 —	—	 23	—

L'anesthésie se produit plus ou moins rapidement, d'après le degré de concentration de la solution et d'après la quantité de liquide injecté

Nous nous reportons pour les résultats obtenus à l'article publié par le Dr Braquehaye dans le Bulletin médical de l'hô·pital civil de Tunis du 25 juin 1899 :

2 cent. c. de solution à 0,50 pour 100 anesthésie en 25 minut.
1 cent. c.   —   2   —   —   10 —
4 cent. c.   —   2   —   —   6 —

Nous avons constaté avec cet auteur que l'analgésie existe, non seulement pour la section des téguments avec l'instrument tranchant, mais encore pour la douleur causée par la brûlure, ainsi qu'on pourra le voir dans les observations citées plus loin, observations prises dans son service et dont quelques-unes ont déjà été publiées dans le numéro du Bulletin sus-indiqué.

La solution doit être fraîchement préparée, car en vieillissant elle perd peu à peu ses propriétés analgésiques.

C'est après avoir lu le travail de M. Boisseau, que M. Braquehaye essaya la nirvanine, anesthésique local nouveau, antiseptique, stérilisable et peu toxique ; aussi nous repportons-nous à ce travail pour reproduire les réactions de ce corps, ainsi que les essais d'analyse ; réactions données par M. le professeur Denigès (de Bordeaux).

Au point de vue composition chimique, nous ne nous étendrons pas longuement, ne nous reconnaissant pas apte à discuter en pareille matière. Nous nous contenterons donc de donner succinctement la composition de ce corps, d'après les deux savants qui l'ont découvert. « Einhorn et Heinz (de Munich) ont pensé que l'action anesthésique de la cocaïne vient de trois facteurs : le groupe benzoïle C^6H^5-CO le groupe car-

bonyl-méthyl COO-CH² et la radical basilique C⁸H¹³AzO
(Thèse de Boisseau).

» Or, à la suite de nombreuses expériences avec Oppen-
heimer, nous avons trouvé que, dans les combinaisons gly-
cocollées substituées avec un radical alcoolique, il existait
des substances fortement basiques, surtout dans les combinaisons diéthylylycocolliques de l'éther amidé et oxyamidé
aromatique. Les sels de ces substances ont une réelle réaction
neutre et produisent une anesthésie plus ou moins intense et
plus ou moins durable.

» Comme combinaison, celle qui a donné les meilleurs
résultats, a été le chlorhydrate de l'éther diéthylglycocolle-
amido-oxybenzoïque. »

$$HCC(C^2H^5)^2 = Az - CH^2 - CO - Az - \underset{COOCH^3}{\overset{H}{\underset{\bigcirc}{|}}} OH$$

Ce corps se présente sous l'aspect d'une poudre blanche,
un peu brillante, sans odeur, d'une saveur chaude, d'abord
salée, puis amère, rappelant celle de l'iodure de potassium
(Bonnaud).

Après dissolution dans l'alcool absolu, il cristallise en
prismes blancs; son point de fusion est de 185°.

Nous donnerons ici en abrégé les réactions données par
M. le professeur Denigès, de la Faculté de Bordeaux, et com-
muniqués dans la thèse de M. Boisseau.

A. — RÉACTION DE PRÉCIPITATION

« I. La solution aqueuse de nirvanine additionnée goutte
à goutte d'ammoniaque (solution ordinaire des laboratoires

étendue au dixième) donne d'abord un précipité blanc qui disparaît par une plus grande quantité de réactif. Si l'on chauffe, le précipité reparaît pour disparaître à nouveau par refroidissement.

II. Par addition d'un alcali caustique en liqueur diluée (potasse décinormale par exemple), on a formation d'un précipité blanc soluble dans un excès de réactif. Ce précipité ne reparaît pas par la chaleur, mais on peut le reformer par l'addition de quelques gouttes d'une solution saturée de chlorhydrate d'ammoniaque à la liqueur clarifiée froide ou chaude, si l'alcali n'est pas en excès, chaude seulement, s'il y a excès d'alcali pour la clarification.

III. Comme les alcaloïdes, la nirvanine précipite par le réactif de Tanret (iodure mercurio-potassique) par le réactif de Bouchardat (iodure de potassium iodé), par l'eau bromée, par le réactif d'Esbach (solution citro ou acéto-picrique).

Ces précipités se dissolvant par addition d'alcool et par l'action de la chaleur, dans ce dernier le précipité reparaît par le refroidissement.

B. — RÉACTIONS COLORÉES

« I. Si à une solution de nirvanine à 1 pour 100 environ, on ajoute goutte à goutte et lentement de l'hypobromite de sodium, il se forme d'abord une coloration jaune foncé fugace qui disparaît par un excès de réactif, en faisant place à la teinte jaune clair de l'hypobromite.

II. La même solution additionnée d'un dixième ou d'un vingtième de son volume de lessive des savonniers, agitée et portée à l'ébullition avec du peroxyde de plomb, donne après filtration un liquide jaune orange.

III Enfin, en sa qualité d'orthoxydérivé benzoïque, ce qui le rapproche de l'acide salicylique, la nirvanine fournit une belle coloration bleu violet avec le perchlorure de fer. »

C. — RÉACTIONS MICRO-CHIMIQUES

» Le précipité que donne la nirvanine avec les réactifs citro ou acéto-picriques, d'abord amorphe, devient cristallin en quelques instants. Il se présente alors au microscope sous l'aspect de longs cristaux jaunes aiguilles effilés à l'une de de leurs extrémités, parfois fluxueux, ayant grossièrement la forme de longs triangles présentant comme une nervure médiane et généralement groupés par leur base autour d'un centre commun, d'où ils rayonnent en touffes d'un très joli effet. »

D. — ESSAI QUANTITATIF

» On peut à la rigueur doser l'acide chlorhydrique combiné dans la nirvanine à l'aide d'une solution alcaline décinormale, en prenant la phtaléine comme indicateur, chaque centimètre cube de liqueur $N/_{40}$ de soude ou de potasse correspond à 0 gr. 03165 de nirvanine.

Pour cela 0 gr. 25 de cette substance sont dissous dans 10 centimètres cubes d'eau, on ajoute de la phtaléine et de la potasse $N/_{40}$, jusqu'à virage rosé, très faible. — Si la nirvanine est pure, on doit employer 7cc9 de liqueur alcaline ; mais il est fréquent de dépasser ce chiffre théorique et d'atteindre 8,1 et même 8,2 à cause du manque de netteté du virage.

Lorsque la coloration rosée est obtenue, on complète le volume à 50 centimètres cubes. On ajoute une pincée de carbonate de chaux, puis on agite et on filtre. On prélève 25 centimètres cubes du filtrat limpide auquel on ajoute une ou deux gouttes de solution saturée de CrO^4K^2 et on verse lentement AzO^3 Ag. $N/_{10}$ jusqu'à coloration rougeâtre permanente. La réaction est lente, mais elle s'effectue complètement et avec de la nirvanine pure on emploie $3^{cc}85$ d'azotate d'argent décinormal.

II. On a constaté qu'on pouvait très facilement et sans se servir d'indiquateur auxiliaire faire l'essai quantitatif de la nirvanine par alcalimétrie, en ufilisaut la propriété intéressante que présente ce produit d'être d'abord précipité en solution aqueuse par la potasse, puis redissous par ce réactif lorsqu'on a employé exactement une quantité double de celle qui est nécessaire pour saturer théoriquement l'acide chlorhydrique combiné dans la substance essayée.

Ainsi 0 gr. 20 de nirvanine pure ont été dissous dans 10 centimètres cubes d'eau. La solution a été additionnée goutte à goutte de potasse décinormale; le précipité d'abord formé s'est peu à peu dissous et le liquide s'est brusquement et complément éclairci après avoir employé $12^{cc}6$ de liqueur alcaline.

Or la dose de la même liqueur nécessaire pour saturer l'acide chlorhydrique contenu dans 0 gr. 20 de nirvanine est de $6^{cc}3 = \frac{12cc.6}{2}$

Il suffira donc, dans cet essai de multiplier le chiffre N de potasse dépensée par $\frac{0\ gr.\ 03165}{2} = 0$ gr. 015825 pour avoir la teneur de la prise d'essai, en nirvanine pure ; dans l'exemple cité nous avons ainsi : 12,6 $\times 0$ gr. 015825 $= 0$ gr. 199 au lieu de 0 gr. 200.

Ce mode de dosage de médicament que nous étudions ici est à la fois rapide, exact et caractéristique. »

Quant à la toxicité de la nirvanine, nous allons maintenant

parler des expériences faites à ce sujet. Disons d'abord que *la toxicité vraie est celle qui est réprésentée par la quantité de matière qui, contenue à un moment donné dans le sang d'un animal tue fatalement un kilogramme de matière vivante* (Jeoffroy et Serveaux).

Luxembürger, Bonnard et Joanin se sont spécialement occupés de cette question ; nous trouvons dans une communication à la Société d'odontologie de Paris (séance du 11 avril 1899) les deux expériences suivantes de Bonnard :

Dans la première expérience, il a fallu injecter 1 gr. 35 de nirvanine, solution à 10 pour 100, en 1 h. 55, pour amener la mort d'un lapin de 1,350 grammes.

Dans la seconde expérience, on injecte 0 gr. 366 de nirvanine à un lapin du poids de 1,650 grammes sans que celui-ci en soit le moins du monde incommodé. Ce même animal est de nouveau injecté le lendemain.

10 h. 33. —Pour cette nouvelle expérience, la dose par kilogramme est portée à 0 gr. 30, soit pour le poids du lapin 0 gr. 05 à 10 pour 100 dans la masse sacro-lombaire droite.

10 h. 38. — Le lapin urine. On recueille l'urine émise.

11 h. 48. — On constate une certaine difficulté dans la marche.

Le train antérieur est d'abord atteint, puis le train postérieur.

Le lapin repose sur le thorax, les pattes de devant écartées. Il bave, la salive est visqueuse.

10 h. 51. — Contraction de la masse sacro-lombaire, l'animal reste le dos incurvé avec concavité supérieure pendant quelques instants dans une sorte de contracture.

Ces phénomènes cessent et le lapin retombe comme affolé, à plat ventre sur ses pattes de devant toujours écartées. Les mouvements toniques de la masse sacro-lombaire réapparais·

sent, les quatre pattes se raidissent en extension et à cette phase tonique succèdent des convulsions cloniques.

Cette crise dure environ trente secondes.

Pendant ce temps la respiration s'accentue, les inspirations atteignent 180 par minute.

Les réflexes cornéens sont conservés, la pupille est normale. Les oreilles sont injectées. L'animal demeure étendu sur le côté, inerte, les pattes allongées, ou la tête entre les pattes de devant. Lorsqu'on le change de place, on assiste à une reprise de convulsions moins intenses et moins longues.

11 heures. — En touchant les oreilles pour constater la dilatation de leurs vaisseaux, on provoque une nouvelle crise comme la première avec phase tonique et clonique.

11 heures 2. — L'animal fait des efforts pour se relever mais il reste couché sur le ventre, les pattes antérieures écartées et le train postérienr encore couché sur le côté droit.

11 heures 5. — La respiration se ralentit et tombe à 102 par minute. En se secouant il cherche à se relever, mais il retombe dans la même situation.

11 heures 10. — Sans provocation il cherche à se relever, la difficulté est grande ; malgré tout, il ne s'affale plus et son train postérieur a repris son équilibre stable.

11 heures 17. — Il fait des efforts pour avancer, mais son train postérieur s'y refuse absolument.

11 heures 20. — Il parvient péniblement à changer de place.

11 heures 25. — Le marche est encore difficile.

11 heures 35. — Il ne reste qu'un peu de lourdeur dans les pattes de derrière.

11 heures 45. — Le lapin est dans un état normal. Il marche, va et vient dans le laboratoire et, remis dans son panier il se met à manger.

Observations. — L'urine émise par ce lapin à 10 heures 38 c'est-à-dire 5 minutes après l'injection, de 5 c. c. de nirvanine, contenait une proportion notable de ce sel.

Enfin, deux expériences d'injection à doses massives, la 1ʳᵉ de 0 gr. 25 par kilogramme de lapin, et qui n'amène aucun phénomène d'intoxication, la 2ᵉ de 0 gr. 26 par kilogramme de lapin, et qui n'occasionna qu'une légère lourdeur du train de derrière, ont amené l'auteur à conclure que la dose toxiqu e de nirvanine étant de 0 gr. 30 par kilogramme de lapin serait, pour un homme de 50 kil. de 15 gr. dont le 1/20 soit 0 gr. 75 constituerait la dose maxima de nirvarnine à injecter.

Bonnard, Rottenberger, Luxemburger, Arnaud, ont, après bien des essais, fini par donner, tous, la préférence à la solution à 5 0/0, c'est à ce titre aussi que M. le docteur Braquehaye a employé la nirvaninne, les solutions à 2, 3 et 4 0/0 ne donnant pas de résultats satisfaisants.

Des expériences de Bonnard on peut donc conclure que la nirvanine est peu toxique comparativement surtout à la toxicité des anesthésiques locaux récents.

Luxembürger a employé à plusieurs reprises, la dose de 40 centigrammes sans inconvénient. Il a pu, sans aucun accident injecter 0, 52 grammes de nirvanine pour exciser une cicatrice kéloïdienne, suite de brûlure, et greffer la surface cruentée avec un lambeau de peau. Le même auteur, pour un panaris tendineux du médius, injecta 25 centimètres de solution, à 2 0/0 (soit 0, 50 grammes de nirvanine) sans que le malade soit incommodé. Un seul de ses malades présenta un peu de vertige et quelques nausées psssagères.

Voici, d'après Joanin les équivalents toxiques de quelques-uns de ces corps.

Cocaïne . . . .   0 gr. 08 par kil. d'animal
Holocaïne . . .   0 gr. 07   —

Eucaïne A . . .   0 gr. 10 par kil. d'animal
— B . . .   0 gr. 30   —
Nirvanine . . .   0 gr. 70 où 0 gr. 25

Au point de vue des phènomènes produits dans l'intoxication expérimentale, ils ont une grande analogie avec ceux qui sont produits par la cocaïne. M. Reynier a noté : tremblement, parésie, perte d'équilibre, convulsions épileptiformes, hyperémie et léger degré d'exophtalmie qui se traduit par des *convulsions tonico-cloniques*, précédés d'une période d'hyperexcitation et d'exagération réflexe. Les convulsions s'accompagnent d'un léger degré de parésie.

Les convulsions sont surtout toniques « l'animal (cobaye), agité de mouvements convulsifs désordonnés se raidit tout à coup ; les membres sont contracturés, la tête est renversée en opisthotonos très prononcé. Cet accès convulsif dure deux, trois minutes et même davantage, puis survient une courte détente marquée par quelques mouvements ambulatoires des pattes, et suivie d'une pause d'accalmie pendant laquelle le cobaye semble inerte. L'exagération de la réflectivité dure pendant toute la durée de l'intoxcitation et le moindre contact peut réveiller, chez l'animal au repos, un nouvel accés convulsif très violent » (Joanin). La nirvanine excite donc, à dose toxique, le pouvoir excito-moteur de la moelle.

Ce corps doit, comme la cocaïne, produire l'analgésie en abolissant par contact direct, l'excitabilité des troncs nerveux sensitifs. Bonnard et Rey ont constaté que les mouvements respiratoires s'accéléraient chez le lapin, suivant MM. Dumon et Legrand, la mort semble se produire par *paralysie du centre respiratoire*.

Au point de vue de la circulation les résultats ne sont pas bien concordants. M. Joanin a observé sur la grenouille un ralentissement considérable du nombre de battements cardiaques qui est tombé de 38 à 14 à la minute (avec 2 centigrammes). La construction cardiaque diminuait d'énergie. Le cœur s'arrête en *systole* trois ou quatre heures après l'injection. Sur les tracés de M. P. Reynier (obtenus après l'injection de cinq centigrammes) on note bien un ralentissement, mais beaucoup moins marqué que ne l'avait observé M. Joanin. La diminution d'énergie du cœur n'est pas manifeste. L'ampleur du tracé est plus grande qu'avant l'injection. Chez le lapin le nombre des battements n'est pas sensiblement modifié. Le rythme est régulier. La ligne de systole est un peu plus longue; elle devient tourmentée; le sommet et la ligne de descente ne sont pas modifiés. En définitive, pour M. Reynier, le cœur « ne paraît pas touché» ou du moins il l'est peu.

Nous arrivons ici à une question assez importante au point de vue de l'emploi de la nirvanine.

En effet, depuis longtemps on a reconnu l'action vaso-constrictive locale de la cocaïne, tandis que nous sommes forcé de reconnaître que la nirvanine produit l'hémorragie en nappe et serait par conséquent vaso-dilatatrice.

Il est certain que cette action était un grand inconvénient de la nirvanine, nous verrons, dans un des chapitres suivants comment nous avons pu y remédier.

Quant à l'élimination de la nirvanine, la question n'est pas encore complètement tranchée.

Nous l'avons recherchée dans la sueur, sans aucun résultat. La salive, environ demi-heure après l'injection, nous a donné avec le perchlorure de fer une légère coloration ; quand aux urines, il n'y a pas de doute que ce ne soit là le principal facteur de l'élimination. Ayant pris des urines de malades opérés par anesthésie à la nirvanine, voici les résultats obtenus avec les différents réactifs.

RÉACTIFS	URINES PRISES 1/4 D'HEURE APRÈS L'INJECTION	URINES PRISES 1/2 HEURE APRÈS L'INJECTION	URINES PRISES 3/4 D'HEURE APRÈS L'INJECTION	URINES PRISES 1 HEURE APRÈS L'INJECTION
Fe^2Cl^6.............	Liquide coloré.	Coloration plus foncée.	Coloration moindre.	Coloration encore moindre.
Réactif de Tanret...	Peu de trouble.	Léger trouble.	Rien.	Rien.
— de Bouchardat	Pas de précipité.	Rien.	Rien.	Rien.

Nous voyons donc, d'après ces résultats, que : 1° le meilleur réactif de la nirvanine est le perchlorure de fer ; 2° c'est environ demi-heure après l'injection que la nirvanine se trouve en plus grande quantité dans les urines pour disparaître à peu près totalement environ une heure ou une heure et demie après.

CHAPITRE III

MODE D'EMPLOI

Comme nous l'avons déjà dit, c'est à la solution à 5 p. °/₀ que nous nous sommes arrêtés, après avoir essayé la nirvanine à 2 p. °/₀, 3 p. °/₀ et 4 p. °/₀.

La solution à 5 p. °/₀ est aseptique environ deux heures après sa préparation dans l'eau ordinaire, elle empêche le développement du bacille pyocianique et des *staphylococcus albus* et *pyogenes citreus*.

Comment doit-on employer la solution ? Voici la technique employée à l'hôpital de Tunis et qui a déjà été publiée dans le Bulletin Médical, juin 1899 (Dr Braquehaye).

La manière la plus simple est de s'en servir en *badigeonnages*. Malheureusement cette méthode n'est applicable que sur certaines muqueuses fines, pour le pharynx, par exemple.

On peut encore l'employer en pansement pour les plaies douloureuses. Dans un cas de cancer inopérable (service du Dr Braquehaye, Tunis) que l'on traita par la solution d'acide arsénieux, on l'associait à ce caustique, dont l'application était fort pénible. Le malade s'en est bien trouvé en ce sens que l'application de l'acide arsénieux était indolore, mais les douleurs propres au cancer lui même n'ont pas été influencées d'une manière appréciable.

On l'essaya aussi sur des hémorroïdes enflammées (solution à 2 p. %) mais sans aucun résultat. Il semble que, comme la cocaïne, la nirvanine agisse mal sur les tissus enflammés.

M. le Dr Lemansky, dans son service à l'hôpital, a obtenu la cessation d'un prurit très douloureux qui avait résisté à tous les autres traitements, chez un de ses malades atteint d'un eczéma des deux membres inférieurs, par l'application d'une pommade à la nirvanine.

En instillation dans l'œil, on obtient aussi une anesthésie suffisante pour une petite opération telle que l'extraction d'un corps étranger. Boisseau en a rapporté des observations. Dans ce cas, au moment de l'instillation, le malade perçoit une sensation de brûlure assez vive, qui cesse bientôt. La solution doit être à 5 p. % pour que l'insensibilité soit suffisante.

La nirvanine, en application locale, a été encore essayée par le professeur agrégé Pousson (de Bordeaux), pour les affections des voies urinaires. Il a obtenu ainsi soit l'anesthésie de la muqueuse vésicale pendant l'injection de solutions irritantes, soit l'amélioration de certaines cystites douloureuses. Un de ses malades qui, à son entrée à l'hôpital, urinait toutes les quinze minutes avec des douleurs violentes, après une seule injection de cinq centimètres cubes de nirvanine à 1 p. % n'urinait plus que toutes les heures ; il ne souffrit plus pendant qurante-huit heures, époque où l'on fit une deuxième injection.

Après quatre jours d'amélioration, on cessa la nirvanine et, quarante-huit heures après, les douleurs reparaissaient.

On peut pratiquer aussi, sans douleurs, avec cet analgésique, l'uréthrotomie interne et l'opération de l'hydrocèle.

Dans ce dernier cas, si l'on emploie, comme l'a fait Pousson, la solution à 0, 50 p. %, il faut laisser le liquide au contact pendant environ six minutes.

Voilà donc un premier mode d'emploi de la nirvanine contact direct de la solution avec la région à anesthésier.

On peut aussi s'en servir *par le procédé dit d'Oberst-
Braun*. C'est pour la chirurgie des doigts qu'il trouva surtout son application.

On lie la base du doigt avec un lien de caoutchouc, puis on
injecte dans la partie liée, peu à peu de la peau au périoste,
la solution à 2 p. °/₀ avec une seringue de Pravaz, qu'on vide
lentement. On produit ainsi, après dix minutes environ, une
anesthésie remarquable. Le doigt qui paraît froid, possède
encore une sensibilité obtuse de contact et l'analgésie dure
près d'une heure, si on ne lève pas la ligature. Dès que le
lien de caoutchouc est enlevé, il se produit un prurit assez
intense qui s'affaiblit bientôt.

Luxembürger a pratiqué de nombreuses opérations par
cette méthode. Il a même anesthésié ainsi des fragments de
membres assez considérables. Nous voyons en effet, parmi
ses observations , une extraction du calcanéum nécrosé,
qui dura une heure. On dut injecter vingt-quatre centimètres
cubes de solution à 2 p. °/₀. Citons encore une luxation com-
pliquée du pouce, avec fracture de la tête articulaire de la
phalange basale. On fit la réduction après l'ablation des fragments osseux et l'on sutura le tendon.

Lorsque la lésion ne siège pas aux extrémités des membres, on aura recours pour l'injection de la nivranine *à la méthode par infiltrations*, appelée encore « méthode de Schleich ».
On fait d'abord une injection intradermique, dans la peau
elle-même, qui se gonfle par infiltration et devient blanche.
L'entrée de l'aiguille dans le derme , pour la première
piqûre, cause toujours une certaine douleur. Pour l'éviter,
on a conseillé d'insensibiliser la peau avec un jet de chlori-
tyle. L'injection, pour être indolore, devra être faite lentement. Le derme injecté sur le trajet de l'incision, on fera une

seconde injection sous-cutanée, puis une troisième, profonde. Autour de la partie infiltrée, on voit apparaître une zone rouge, qui s'étend lentement, c'est la zone d'anesthésie, dans laquelle on peut enfoncer des épingles, sans provoquer autre chose qu'une sensation de contact.

Par cette méthode, on enlève facilement de petites tumeurs : lipomes, angiomes, kystes sébacés, etc. Luxenburger a même fait une cure radicale de hernie scrotale par le procédé de Kocher, avec la nirvanine. L'analgésie fut complète ; le malade se plaignit seulement de tractions dans les bourses, le cordon et l'épididyme, pendant la dissection du sac.

Nous avons aussi employé la méthode par infiltration avec du sérum à la nirvanine à la proportion de 0,50 pour 500. Il s'agissait d'un lipome du dos, région scupulaire droite ; on injecta 1/4 de litre.

La malade étant nerveuse et pusillanime, on lui donne quelques gouttes de chloroforme ; dès que la malade a perdu connaissance, on cesse complètement le chloroforme et on procède à l'opération.

L'insensibilité a été absolue.

La nirvanine rend aussi de grands services dans l'art dentaire. On se sert aussi de solutions à 5 0/0. On injecte du côté externe de la dent à extraire, la moitié de la seringue jusqu'au périoste ; l'autre moitié est injectée en dedans. En cinq minutes, l'anesthésie est parfaite.

Rotemberger, sur 164 avulsions, obtint, dans 155 cas, l'analgésie complète pendant l'extraction et, dans 9 cas, par suite de circonstances défavorables (molaires de la mâchoire inférieure où la muqueuse gingivale est fortement accolée au maxillaire et peu infiltrable), il y eut simplement une diminution notable de la douleur. Dans un cas, Rotemberger put avulser dans une seule séance 22 racines sans que le patient ait éprouvé la moindre douleur. Marcus a obtenu des résultats moins brillants; il est vrai qu'il se servait de solutions moins concentrées.

A. Arnaud rapporte 30 avulsions avec d'excellents résultats, surtout après avoir adopté la solution à 5 0/0 au lieu de celle de 3 0/0 qu'il employait tout d'abord.

Boisseau a rapporté 18 observations avec anesthésie et. Bonnard (de Paris) 58. Ce dernier a même fait plusieurs opérations de longue durée dans la bouche.

Notre collègue d'internat et ami M. Drouillard a employé avec le plus grand succès la méthode d'Oberst-Braun pour l'extirpation des cors à la nirvanine. Après avoir procédé, ainsi qu'il est indiqué plus haut pour l'anesthésie, il fait une véritable dissection du cône qui constitue le cor, il l'extirpe en totalité, fait un pansement aseptique sur la plaie produite et deux ou trois jours après toute trace d'opération a disparu. Il n'a eu, jusqu'ici, que de très beaux succès à enregistrer et aucun malade ne s'est plaint de la moindre douleur.

L'anesthésie existe aussi pour la température, puisque Luxenburger put opérer au thermocautère dans le service; on fit sans douleur, avec de l'eau très chaude, l'hémostase de l'artère du frein.

Nous avons essayé aussi de nous servir de la nirvanine pour l'application des pointes de feu.

Prenant une compresse, nous l'imbibons de la solution à 5 0/0 et nous la laissons sur la partie où l'on doit opérer pendant environ 10 minutes, si l'on fait ensuite les pointes de feu, on peut constater que le malade supporte très bien la douleur et accuse simplement une sensation comparable à de légers coups d'épingle.

M. le Dr Estor, professeur à la Faculté de médecine de Montpellier, a, lui aussi, employé la nirvanine, mais à la dose de 2 0/0. Nous avons pu voir deux observations prises dans son service au sujet de ce nouvel anesthésique. La première de ces observations ayant trait à une tumeur du nez a donné les résultats les plus satisfaisants. Quant à la seconde, où le résultat a été nul, nous attribuerons cet insuccès à deux causes: 1° Comme nous l'avons reconnu par l'expérience, la solution à 2 0/0 n'est pas une solution suffisamment concentrée pour que 4 c. c. puissent produire l'anesthésie suffisante dans un champ opératoire assez grand, il est préférable de prendre la solution à 5 0/0.

2° Comme nous l'avons dit déjà, la nirvanine, ainsi que la cocaïne, agit très mal sur des tissus enflammés, ce qui était le cas dans cette seconde opération.

CHAPITRE IV

AVANTAGES ET INCONVÉNIENTS
DE LA NIRVANINE

Comme le montreront les observations qui suivent ce petit travail, l'anesthésie par la nirvanine a de grands avantages sur l'anesthésie par la cocaïne. La toxicité étant beaucoup plus faible, ce corps est beaucoup plus facile à manier que la cocaïne qui, même à faible dose, a produit de graves accidents d'intoxication. De plus, ainsi que nous l'avons déjà fait remarquer, la cocaïne ne pouvait pas s'employer pour des opérations un peu longues ou non superficielles, cette anesthésie était trop infidèle pour que l'on puisse s'en servir dans des opérations délicates.

Enfin, le grand avantage de la nirvanine, c'est qu'*elle est antiseptique* et que ses *solutions sont stérilisables*.

Luxenburger a constaté que la solution à 1 0/0 ne moisit pas. Incorporée à la gélatine dans des boîtes de Petri, elle empêche, à 2 0/0, le développement du bacille pyocyanique, des *staphylococcus albus* et *pyogenes citreus*. A 0,50 0/0, le pyocyanique perd sa coloration et, si le *staphylococcus albus* donne naissance à quelques colonies, le *staphylococcus pyogenes citreus* ne se développe pas.

Sabrazès et Boisseau ont repris ces expériences pour la bactéridie charbonneuse sporulée. Celle-ci résiste mieux et se développe même dans des solutions assez concentrées (cependant, un des tubes ensemencés sur solution à 4 0/0 est resté stérile). Néanmoins, même lorsque les cultures sont positives, ces microbes perdent singulièrement de leur virulence.

La nirvanine, même injectée en assez grande quantité, n'a jamais, chez les malades du service, empêché la réunion par première intention, car les solutions faites sans stérilisation préalable sont aseptiques, d'après Boisseau :

A 3 pour 100 après 3 heures.

A 2 pour 100 après 6 heures.

A 1 pour 100 après 12 heures.

Les solutions de nirvanine *sont stérilisables* par l'ébullition, sans perdre leurs propriétés anesthésiques. Celles-ci ne commencent à diminuer d'une façon sensible, qu'après la quatrième ébullition.

Nous en arrivons, maintenant, à un inconvénient assez grave de la nirvanine. Comme nous l'avons déjà dit plus haut, la nirvanine produit l'hémorragie en nappe aussitôt qu'elle a été injectée. Cette présence du sang sur la plaie est toujours très gênante pour le chirurgien, surtout dans des opérations un peu méticuleuses. C'est pour obvier à cet inconvénient que le Dr Braquehaye rechercha un corps que l'on pourrait injecter en solution comme la nirvanine, mais qui aurait des propriétés inverses au point de vue des vaisseaux, c'est-à-dire qu'il fallait un corps jouant le rôle de vaso-constricteur, puisque la nirvanine a des propriétés vaso-dilatatrices. Après bien des essais, M. le Dr Braquehaye essaya l'extrait de capsule surrénale ; voici, d'ailleurs, la technique de cette petite opération :

Après avoir injecté la solution de nirvanine à 5 pour 100 l'hémorragie en nappe commence aussitôt, mais si immédiatement on fait une injection d'une demi-seringue de Pravaz d'extrait de capsules surrénales stérilisé, on voit cette hémorragie s'arrêter immédiatement.

Nous avons vérifié le fait sur tous les malades et spécialement dans une désarticulation des deux premières phalanges de l'index gauche, observation que nous donnons à la fin.

Grâce à cette simple précaution, nous voyons donc disparaître le seul inconvénient que l'on pouvait trouver à la nirvanine, et nous sommes forcés de reconnaître qu'elle est, en tous points, supérieure à tous les anesthésiques locaux employés jusqu'ici, sauf peut-être pour l'anesthésie des *muqueuses* qui est incomplète avec la nirvanine, par suite de son faible pouvoir de diffusion.

En tous cas, la nirvanine sera toujours indiquée de préférence à la cocaïne, comme dit Manquat (1): « *Chez les sujets et dans les cas où la cocaïne est plus ou moins dangereuse,* à savoir : chez les anémiques, les névropathes, les neurasthéniques, les enfants, les vieillards, les sujets à vaso-constriction facile (les pâles), les cardiaques, les malades atteints d'affection chronique des voies respiratoires, lorsque le champ opératoire est très étendu, lorsque les tissus sont ulcérés. »

---

(1) *Bulletin médical*, 22 novembre 1899.

OBSERVATIONS

prises dans le service de chirurgie de **M.** le professeur agrégé
BRAQUEHAYE
à l'hôpital civil français de Tunis

OBSERVATION I

S... Jean, trente-quatre ans, mineur, entre à l'hôpital le 29 mai pour une section oblique de la 3e phalange de l'index droit par coup de hache.

Le 31 mai, après ligature élastique circulaire à la base du doigt, injection de un centimètre cube de solution de nirvanine à 2 pour 100 allant jusqu'à l'os.

Seize minutes après l'injection, on désarticule la troisième phalange en détachant les ligaments à la rugine. Pendant toute l'opération, l'anesthésie est parfaite. Le malade, étonné lui-même de ne rien sentir, nous dit qu'il perçoit à peine la sensation de contact des instruments. La sensation de prurit apparaît une heure environ après l'intervention. Elle est d'ailleurs très supportable, bien qu'elle ait duré jusqu'au lendemain matin.

Huit jours après, quand on lève le pansement, la réunion est parfaite ; pas un fil n'a rougi, bien que la solution du nirvanine employée n'ait pas été stérilisée.

Observation II

B... Guillaume, trente-cinq ans, chauffeur, entre à l'hôpital le 30 mai 1899, pour une lymphangite avec phlegmon de l'avant-bras droit, consécutif à une brûlure du dos de la main.

Le 1er juin, après l'application d'un lien élastique circulaire à la partie inférieure du bras, on injecte quatre centimètres cubes de solution de nirvanine à 2 pour 100 à la limite de la zone enflammée. La constrction du membre amène, dès quelle est faite, une sensation de pesanteur douloureuse presque intolérable dans l'avant-bras et dans la main, qui cesse après dix minutes. La sensibilité est conservée à la piqûre et au contact. Il en est de même après vingt minutes. On injecte alors, dix minutes après, deux centimètres cubes de solution sans résultat.

On se décide à faire l'anesthésie au chloréthyle.

L'incision est aussi douloureuse que si l'on n'avait pas injecté de nirvanine. Pendant deux heures environ, le malade s'est plaint d'nne sensation fort pénible de pesanteur de l'avant-bras droit.

Il n'y a pas eu le moindre signe d'*intoxication*.

Ces deux observations nous prouvent que la nirvanine, comme la cocaïne, agit mal sur les tissus enflammés.

On avait employé dans ces deux opérations la *méthode d'Oberst-Braun*.

Les trois observations suivantes concernent des malades opérés par *infiltration*.

Observation III

F... Ernest, abcès de foie consécutif à la dysenterie.

Le malade est très affaibli, presque mourant.

Le 4 juin, au niveau de la voussure, dans la zone franchement œdémateuse, parallèlement au rebord costal droit, injection intradermique de deux centimètres cubes de solution à 2 pour 100. Injection de un centimètre cube dans la couche profonde.

Après dix minutes, incision de l'abcès au bistouri L'anesthésie est parfaite.

Il ne se produit un peu de douleur qu'au moment de l'exploration de la poche purulente avec le doigt. Pas de sensation de purit après l'opération.

On évacue ainsi plus d'un litre de pus.

Observation IV

F... Ludovic, dix-neuf ans, brièveté du frein du prépuce, rendant les érections et surtout le coït douloureux.

Le 10 juin, injection dans le frein, de un centimètre cube de nirvanine à 2 %. — La région injectée, d'abord blanche et œdématiée devient bientôt rouge. Cinq minutes après l'injection, l'anesthésie est parfaite. On sectionne le frein transversalement. — Hémorragie légère de l'artère du frein arrêtée par des compresses d'eau très chaude.

Celles-ci ne produisent pas de sensation de brûlure sur la zone anesthésiée; elles provoquent au contraire de la douleur plus bas sur la peau de la verge, lorsqu'elles dépassent la région insensibilisée. — Suture longitudinale de la plaie. — Pansement. — Il n'y a pas eu de douleur pendant l'opération, mais pendant vingt-quatre heures, le malade accuse une sensation de lourdeur de la verge, sans douleur.

11. La sensibilité à la piqûre est encore diminuée dans la région insensibilisée la veille.

17. Les points de suture sont enlevés. — Réunion parfaite.

OBSERVATION V

V... Pierre, cinquante-neuf ans, maçon, entre à l'hôpital le 18 juin, pour hygroma suppuré prérotulien du genou droit avec lymphangite de la partie interne de la cuisse.

19. — injection intradermique dans la peau enflammée, épaisse presque corné de la région prérotulienne, de 3 c. c. de solution de nirvanine à 2 %.

Chaque piqûre est extrêmement douloureuse, surtout au moment où l'on pousse l'injection.

Après dix minutes environ, incision de l'hygroma. — L'anesthésie a été nulle.

Obs. VI. — 19 juillet 1899. — P. V. Ablation à la nirvanine d'un lipome de la région de la nuque, 4 c. c. en injection intradermique, 4 c. c. en injection profonde au-dessus de la tumeur de solution à 2 pour cent

On opère après dix minutes. Anesthésie imparfaite.

Obs. VII. — 19 juillet. — A. G. Dent cariée 2me grosse molaire maxillaire inférieur gauche. Injection de 2 c. c. à 2 pour 100. Anesthésie parfaite.

Obs. VIII. — 19 juillet. — C. M. Racine canine maxillaire supérieure gauche, 1 c. c. nirvanine à 2 pour 100. Anesthésie parfaite.

Obs. IX. — 19 juillet. — P. V... Petite molaire maxillaire inférieure gauche, 2 c. c. de nirvanine, anesthésie parfaite.

Obs. X. — 20 juillet. — Baptiste L... 1re petite molaire maxillaire supérieure gauche, (gingivite et abcès) 1 c. c. de nirvanine en 2 piqûres. — Anesthésie parfaite.

2e Petite molaire maxillaire supérieur droit, 1 c. c. nirvanine en 2 piqûres. 3 racines enlevées en trois fois. Anesthésie presque parfaite.

Obs. XI. — 25 juillet. — Emma B..., vingt-cinq ans. Périneorraphie, anesthésie parfaite.

Obs. XII. — 25 juillet. — Paul S... Avulsion, première grosse molaire inférieure gauche. Injection de 2 c. c. à 2 pour 100 avulsion en deux fois, une racine chaque fois. Anesthésie parfaite cinq minutes après l'injection.

Obs. XIII — 28 juillet. — Honoré M... Petite molaire inférieure gauche. 1 c. c. nirvanine à 2 pour 100. Quatre racines enlevées en quatre fois, première grosse molaire supérieure gauche injection, 1 c. c. à 2 pour cent Anesthésie parfaite. L'extraction de la dernière racine a été un peu douloureuse.

Obs. XIV. — 1er août 1899. — Pierre C..., trente ans. abcès du foie. Nirvanine 2 c. c. 2 pour cent en injection intradermique. 2 c. c. en injection sous-cutanée et 1 c. c. profondément. Anesthésie parfaite. Le malade n'a senti qu'à la partie profonde, à partir de l'aponévrose du transverse, parce qu'on n'a injecté qu'un c. c. profondément.

Obs. XV. — 2 août 1899. — Nicolas T..., trente-neuf ans. Avulsion incisive supérieure gauche 1 c. c. 1/2 nirvanine à 2 pour 100. Anesthésie parfaite.

Obs. XVI. — 16 août. — Sœur A... Deux grosses molaires. Racines creusées à l'intérieur, gingivite. Injection 3 c. c. de nirvanine à 2 pour 100. Anesthésie nulle. Les racines ne peuvent être enlevées.

Obs. XVII. — 8 septembre 1899. — M... Racine première molaire supérieure gauche 1 c. c. nirvanine. Anesthésie parfaite.

Obs. XVIII. — 21 novembre 1899. — J... Écharpe de bois pouce main droite. Extirpation à la nirvanine. Solution 5 pour 100 environ 1 centigramme. Anesthésie complète.

Obs. XIX. — 4 décembre 1899. — Pierre B..., cinquante-cinq ans. Cure radicale hernie gauche le 31 juillet, dans le service (a uriné dans son pansement le 1er jour).
. Persistance d'un trajet fistuleux de 2 centimètres. Incision à la nirvanine. Anesthésie parfaite. 3 c. c. solution à 5 pour 100. On ne trouve pas de fil de soie. Bourgeons fongueux qui sont curettés.

Obs. XX. — 12 décembre 1899. — R..., dix-huit ans. Aiguille dans la paume de la main droite.
Injection de 2 c. c. 1/2 de solution de nirvanine à 5 pour 100. Anesthésie parfaite. On ne trouve pas la pointe de l'aiguille. Courte et fine. On laisse la plaie ouverte.

Obs. XXI. — 15 décembre 1899. — F. S..., cinquante-deux ans. Gangrène de l'annulaire droit, consécutive à une morsure de vipère à corne.
Désarticulation métocarpo-phalangienne. Anesthésie avec 6 seringues de solution de nirvanine à 5 pour 100, 4 profondes et 2 superficielles. En réalité, il s'est perdu une seringue. Anesthésie parfaite.

Obs. XXII. — 22 décembre 1899. — C..., cinquante-quatre ans. A subi, dans le service, une désarticulation de l'épaule droite (Dr Bruch).

Persistance d'un trajet fistuleux, profond et douloureux (névrite).

Injection de nirvanine 10 c. c. à 5 pour 100. Anesthésie très médiocre, insuffisante (chloroforme). Incision verticale. Sur l'ancienne cicatrice, on trouve le cartilage de la cavité glenoïde nécrosé, verdâtre, se détachant facilement. Décollement de 5 centimètres environ dans la fosse sus épineuse. Contre ouverture en arrière.

Obs. XXIII. — 3 janvier 1900. — C..., quatorze ans. Ablation de la première grosse molaire à droite, et à gauche, maxillaire inférieur. Injection de 1 c. c. 1/2 de nirvanine à 5 pour 100 pour chaque dent. Anesthésie parfaite.

Obs. XXIV. — 3 janvier 1900. — Sœur J... Ablation de première petite molaire gauche, maxillaire supérieur. Injection de 1 c. c. 1/2 de nirvanine à 5 pour 100.

Anesthésie incomplète, mais suffisante. Ablation de la dent, 2 minutes après l'injection.

Obs. XXV.— 3 janvier 1900.— Louise M..., vingt et un ans. Abcès au sein droit.

Injection de 4 c. c. de nirvanine à 5 pour 100. 2 superficiellement, 2 profondément. Anesthésie parfaite.

Les injections ne sont pas douloureuses, bien que faites en plein tissu enflammé.

Obs. XXVI. — 6 janvier 1900. — Pierre B..., trente-deux ans. Plaies du dos de la main gauche.

Pendant 5 minutes environ, une compresse imbibée de solution de nirvanine à 5 pour 100 ; on réunit les bords de la plaie par 6 points de sutures. Un seul point a été un peu douloureux.

Obs. XXVII. — 8 janvier 1900. — Marguerite S..., vingt-sept ans. Ablation de la première petite molaire gauche, maxillaire supérieur. Anesthésie parfaite. 1 c. c. 1/2 de nirvanine à 5 pour 100. La dent était très douloureuse au moment de l'ablation.

Obs. XXVIII. — 15 janvier 1900. — G... Abcès chaud région du cou-de pied droit, consécutif à une piqûre. Injection de demi-seringue de solution de nirvanine à 5 pour 100 sur la ligne d'incision. Anesthésie parfaite. (Le malade est très nerveux).

Obs. XXIX. — 22 janvier 1900. — Jean A... Ostéite hypertrophiante, très limitée consécutive à l'avulsion d'une grosse molaire maxillaire supérieur, côté gauche. Après, injection dans la gencive de 2 c c. de nirvanine à 5 pour 100. Le bourgnon osseux est enlevé. Grattage à la curette. Anesthésie bonne.

Obs. XXX. — 14 février. — Paul M... Rétrécissement multiples (3). Uréthrotomie interne. Instillation de nirvanine à 5 pour 100 6 cent. Injection à plein canal de 10 cent. de nirvanine également à 5 pour 100. Le malade est pusillanime. Cependant anesthésie très suffisante.

Obs. XXXI. — 14 février 1900. — Pichon M..., vingt-quatre ans. Plaie du bord cubital, main gauche. La plaie saigne abondamment, on met une compresse imbibée de nirvanine à 5 pour 100. Anesthésie très infidèle. 3 points de suture superficiels qui ont bien été sentis par le malade.

Obs. XXXII. — 21 février 1900. — Catherine P .., trente-

six ans. Abcès main gauche. Consécutif à piqûre avec morceau
de verre. Anesthésie à la nirvanine à 5 pour 100. Incision.
on enlève un corps étranger (morceau de verre) Anesthésie
parfaite.

Obs. XXXIII. — 2 mars 1900. — Berthe R..., vingt-neuf
ans. Abcès au sein droit. Anesthésie parfaite avec 5 c.c. de
nirvanine à 5 pour 100. (Incision).

Obs. XXXIV. — 16 mars 1900. — G... Kyste sébacé de la
grosseur d'un œuf de pigeon. Région de l'angle du maxillaire
gauche. Nirvanine à 5 pour 100. Anesthésie parfaite. Pansement à la gélatine.

Obs. XXXV. — 21 mars 1900. — Berthe R..., vingt-neuf
ans. Abcès du sein. Anesthésie 10 c.c. de nirvanine à 5 pour
100. Anesthésie douteuse..??

Obs. XXXVI. — 28 mars 1900. — P... Fistule à l'anus
déjà opérée. Anesthésie avec 5 c.c. de nirvanine à 5 pour 100
Anesthésie imparfaite, dans les tissus profonds, l'injection
n'ayant pas été faite assez profondément.

Obs. XXXVII. — 27 mars, 1900. — Augustine P..., Péri-
néorraphie. Rupture du périnée, consécutive de l'accouchement,
compresse de nirvanine sur la plaie, après 5 minutes. Anesthésie très marquée. 3 points de suture au crin de Florence.
1 profond, 2 superficiels.

Obs. XXXVIII. — 19 mars 1900. — M. B... Avulsion,
dent de sagesse maxillaire supérieur droit. Anesthésie avec
3 c. c. de nirvanine à 5 pour 100. Insensibilité absolue.

Obs XXXIX. — 4 avril 1900. — M.. G..., trente-six ans.
Kyste sébacé de la région du dos en dedans du bord spinal de
l'omoplate valeur d'une noix.

Injection de 8 c. c. de nirvanine à 5 pour 1000. Anesthésie complète pendant la première partie de l'opération, un peu de douleur dans la dissection profonde de la poche.

OBS. XL. — 13 avril 1900. — Gaston B... Abcés de la marge de l'anus, Injection de 2 c.c. de nirvanine 5 pour 100. Anesthésie prssque compléte. Débridement sur la sonde cannelée. (Opération de la fistule).

OBS. — XLI. — 14 avril 1900. — Emile R... Bubon suppuré, consécutif à une blennorrhagie, côté gauche. Anesthésie avec 10 c.c.. Niroanine à 5 pour 100. Anesthésie parfaite.

OBS. XLII 14 avril 1900. — Jules T...,garçon d'assurances. Ablation de 1re petite molaire, maxillaire inférieur droit. Injection de nirvanine à 5 pour 100. Anesthésie parfaite.

OBS. — XLIII. — 30 avril 1900. — Marie P..., vingt-cinq ans. Extraction 1re molaire inférieure droite, 3 c.c. nirvanine à 5 pour 100. Anesthésie presque complète.

OBS. XLIV. — 6 mai 1900. — Vial R.. , vingt-huit ans. Abcès multiples du testicule droit, 4 c. de nirvanine, à 3 pour 100. Anesthésie parfaite.

OBS. XVLV. — 12 mai 1000. — L..., trente-trois ans. Hydarthrose du genou droit. Incision latérale externe. Anesthésie à la nirvanine. Sensibilité parfaite. A la suite de la piqûre d'extrait de capsules surrénales, la plaie semble avoir moins saigné que d'habitude.

OBS. XLVI. — 16 mai 1900. — Lucien C .. Phimosis chancrelleux, circoncision, incision dorsale, puis section circulaire à la nirvanine 9 c.c. Nirvanine à 5 pour 100 1 c.c. d'extrait de capsules surrenales. Anesthésie complète. Pas d'hémorrhagie.

Obs. XLVII. — 25 mai 1900.— I..... (Louis), vingt-six ans. Kyste sébacé. Commissure labiale droite. Anesthésie parfaite avec 7 centimètres nirvanine à 5 pour 100. Injection de 1 c. c. extrait capsule surrénale. Pas d'hémorrhagie.

Obs. XLVIII. — 27 mai 1900. — B... Abcès de la fesse. Au niveau de l'abcès la peau de la fesse est décollée sur une longue étendue. Anesthésie à la nirvanine insuffisante. Débridement au bistouri et attouchement au thermo-cautère.

Obs. XLIX. — 27 mai 1900. — Ch... (René). Fistule à l'anus. Anesthésie à la nirvanine bonne. Section à la sonde cannelée.

Obs. L. — 28 mai 1900. — D... Abcès de la marge de l'anus. Injection de 10 c. c. de nirvanine à 5 pour 100. Anesthésie *nulle*. Débridement sur sonde cannelée.

Obs. LI. — 1er juin 1900. — Mme B... Extirpation de deux fils de soie, suite de cure radicale 12 c. c. de nirvanine à 5 pour 100 1 c. c. d'extrait de capsules surrénales. Anesthésie parfaite, la plaie ne saigne pas.

Obs. LII. — 1er juin 1900. — L..., trente-six ans. Extirpation de deux fils de soie, suite de cure radicale, 12 c. c. de nirvanine à 5 pour 100 1 c. c. d'extrait en capsule. Anesthésie parfaite, pas de sang.

Obs. LIII. — 17 juin 1900. — O..., seize ans. Désarticulation de la première avec la sonde phalange de l'index gauche, à la suite de la section de la seconde par une roue de bicyclette. Nirvanine, seringues de Pravaz à 1 c. c. capsule surrénale. Anesthésie parfaite, pas d'hémorragie.

Obs. LIV. — 20 juin 1900. — B..., trente-sept ans. Dissection de la partie postérieure d'un bourrelet préputial consécutif à un paraphimosis. Nirvanine = 6 c c. extrait de capsule surrénale = 1 c. c.,opération faite par M. Wiehn, après vingt minutes hémostase très bonne. Anesthésie imparfaite sur le lambeau le plus rapproché du gland.

CONCLUSIONS

La *nirvanine* rend les mêmes services que la cocaïne, mais elle a sur celle-ci de grands avantages :

I. — Elle est bien moins *toxique*.

II. — Elle possède des *propriétés antiseptiques très appréciables à dose usuelle.*

III. — Elle peut être *stérilisée sans perte notable du pouvoir analgésique.*

La *nirvanine*, grâce à ces avantages, est appelée à jouer un grand rôle en chirurgie et à prendre place au premier rang, parmi les anesthésiques locaux employés jusqu'à ce jour.

INDEX BIBLIOGRAPHIQUE

EINHORN et HEINZ.— Munchener med. Wochenschrift, n° 49, 1898.

BERNARD. — Odontologie, 15 juin 1898.

— Munchener med. Wochenschrift, n°ˢ 1 et 2, 1899.

ROTENBERGER. — Deutsche Zahnarztliche Wochenschrift, n° 38, 1898.

— Deutsche Zahnarztliche Wochenschrift, n° 39, 1898.

BONNARD. — Odontologie, 30 avril 1899.

DUMONT et LEGRAND. — Revue de stématologie, juin 1899.

BRAQUEHAYE. — Bulletin médical de l'hôpital civil français de Tunis,
juin 1899.

MARAIS. — Munch. med. Wochenschrift, n° 39, 1898.

JOANIN. — Répertoire de pharmacie, 1899, p. 329.

REYNIER (P.). — Revue de thérapeutique médico-chirurgicale, 1899,
p. 505.

BOISSEAU. — Thèse sur l'orthoforme et la nirvanine, 24 mars 1899.

LUXENBURGER. — Munch. med. Wochenschrift, 1899, n° 8, p. 247.

SCHMIDT (A.).— Munch. med. Wochenschrift, 1899, n° 38, p. 1255.

STUBENRAUCH. — Munch. med. Wochenschrift, 1899, n° 37.

WITTKOWSKI. — Odontologische Blaetter, 1899, n° 15.

FRICM-SCHRODER et CAMES. — Correspondanzblatt für Zahnarzte, 1899,
n° 3, p. 264 (Presse médicale, 27 décembre 1899).

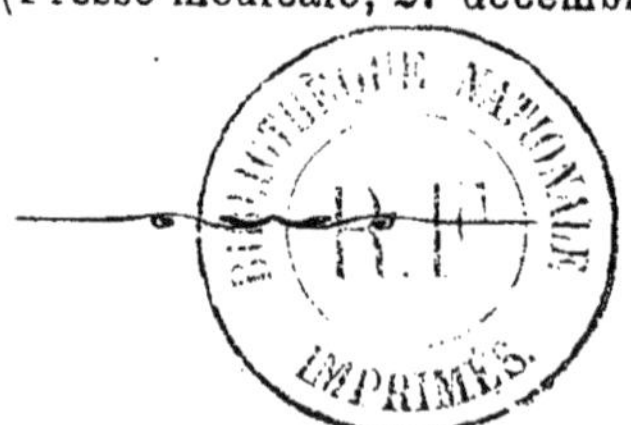

www.ingramcontent.com/pod-product-compliance
Ingram Content Group UK Ltd.
Pitfield, Milton Keynes, MK11 3LW, UK
UKHW021125140726
13695UKWH00004B/1710